43 Ricette Per Prevenire I Calcoli Ai Reni:

Mangia In Modo Intelligente E Risparmiati Il Dolore Di Avere Calcoli Renali

Di

Joe Correa CSN

COPYRIGHT

Questa pubblicazione è stata ideata per fornire informazioni autorevoli ed accurate sull'argomento al quale è dedicata. E' messa in vendita con la piena consapevolezza che né l'autore, né l'editore intendono offrire consulenze di tipo medico. Se necessitate di consulenza sanitaria, consultate il vostro medico. Questo libro deve essere considerato come una guida e non deve essere usato in modo da recare danno, in qualsiasi modo, alla vostra salute. Consultate un medico prima di iniziare questo piano nutrizionale ed accertatevi che sia giusto per voi.

RINGRAZIAMENTI

Questo libro è dedicato a tutti i miei amici e famigliari che hanno avuto problemi di salute, sia leggeri che gravi, affinché possano trovare i rimedi giusti ed effettuare i necessari cambiamenti nella propria vita.

43 Ricette Per Prevenire I Calcoli Ai Reni:

Mangia In Modo Intelligente E Risparmiati Il Dolore Di Avere Calcoli Renali

Di

Joe Correa CSN

INDICE

SULL'AUTORE

Dopo anni di ricerca, sono sinceramente convinto degli effetti positivi che una corretta alimentazione può avere sul corpo e sulla mente. La mia formazione e la mia esperienza mi hanno aiutato a vivere in maniera più sana nel corso degli anni, e quello che ho imparato l'ho condiviso con la mia famiglia e con gli amici. Quanto più sarete informati sui benefici dell'alimentarsi e del bere in maniera sana, tanto più sarete invogliati a cambiare la vostra vita e le vostre abitudini alimentari.

L'alimentazione è una parte fondamentale per raggiungere l'obiettivo di una vita sana e longeva, perciò iniziate da subito. Il primo passo è il più importante ed il più significativo.

INTRODUZIONE

43 Ricette Per Prevenire I Calcoli Ai Reni: Mangia In Modo Intelligente E Risparmiati Il Dolore Di Avere Calcoli Renali

Di

Joe Correa CSN

Questi piatti non sono soltanto gustosi, ma sono anche ricchi di quei valori nutritivi essenziali di cui il nostro ha bisogno per prevenire la formazione di calcoli renali ed anche per aiutarci ad eliminarli.

La maggior parte dei calcoli renali si forma quando nell'urina si concentrano sostanze quali il calcio, l'ossalato, il sodio, il fosforo e l'acido urico, che si cristallizzano formando i calcoli. Per contrastare questi agenti di formazione dei calcoli si può agire su molti fattori presenti nelle urine che possono inibire la formazione di calcoli. Tra questi fattori troviamo: la quantità di urina espulsa, l'ammontare di citrato, magnesio, pirofosfato, fitati ed altre proteine e molecole derivanti dal normale metabolismo. Questi inibitori aiutano ad eliminare i cristalli prima che questi si attacchino alle pareti renali e crescano fino a diventare calcoli.

I calcoli renali si possono prevenire bevendo molti liquidi. Includere bevande agli agrumi nella vostra dieta aumenta i livelli di citrato nel corpo. Il citrato aiuta a bloccare la formazione di calcoli. Un apporto insufficiente di calcio può innalzare i livelli di ossalato, causando calcoli renali. Una dieta ricca di calcio è benefica, poiché la vitamina D aiuta il corpo ad assorbire il calcio nella giusta maniera. Una dieta ad alto contenuto di proteine innalza il livello di acido urico e questo può portare alla formazione di calcoli renali. Dovrebbe anche essere evitata una dieta con grandi quantità di sale. Infine si dovrebbero evitare qui cibi che sono ricchi di ossalati e fosfati, come il cioccolato, il caffè ed il tè.

43 RICETTE PER PREVENIRE I CALCOLI AI RENI: MANGIA IN MODO INTELLIGENTE E RISPARMIATI IL DOLORE DI AVERE CALCOLI RENALI

1. Frullato di yogurt gelato

Lo yogurt è molto nutriente ed un'ottima fonte di calcio e proteine. Esso contiene anche probiotici che possono aiutare a mantenere l'equilibrio dei batteri necessari per un sistema digestivo sano e a migliorare il sistema immunitario.

Ingredienti:

- 1/2 tazza di yogurt magro

- ¾ tazza di fragole surgelate

- ¾ tazza ananas surgelato

Preparazione:

Mescolare ed amalgamare tutti gli ingredienti. Versare in un bicchiere e gustare!

Quantità per porzione:

Porzioni: 1 • Dimensione della Porzioni: 360gr

calorie 186

Grasso totale 1.6g, 7 mg di colesterolo

87mg di sodio, di potassio 422mg

Totale carboidrati 34.6g, zuccheri 27.5g

Proteine 7,7 g

Vitamina A 3% • Vitamina C 168% • Calcio 25% • Ferro 6%

2.   Broccoli saltati in padella

Una mezza tazza di broccoli contiene poco più di 20 mg di calcio. I broccoli sono anche ricchi di vitamina C, che può favorire la disintossicazione del fegato. I broccoli sono anche ricchi di potassio, ferro, magnesio, zinco, proteine, carboidrati e altre vitamine.

Ingredienti:

- 1 tazza di broccoli

- ½ tazza di cavolfiore

- ½ tazza di peperone rosso

- 100 grammi di avanzi di pollo, tagliato a pezzettini

- 1 cucchiaio di cipolla tritata

- 1 cucchiaio di aglio tritato

Preparazione:

Soffriggere l'aglio a fuoco medio fino a quando prende colore e la cipolla diventa trasparente. Aggiungere il pollo triturato, mescolare per un minuto o fino a quando il colore è uniforme. Versare le verdure e cuocere fino a quando i broccoli sono scuri ed i peperoni un po' appassiti. Togliere dal fuoco e versare in un piatto.

Quantità per porzione:

Porzioni: 1 • Dimensione della Porzioni: 305gr

calorie 217

Grasso totale 4.0g, 73mg Colesterolo

106mg di sodio, di potassio 1006mg

Totale carboidrati 15.2g, zuccheri 5.2g

Protein30.8 g

Vitamina A 40% • Vitamina C 277% • Calcio 8% • Ferro 13%

3.   Cavolo cinese saltato in padella con gamberetti

Il cavolo cinese contiene potenti antiossidanti come le vitamine C ed A, e fitonutrienti, come il sulforafano che migliora significativamente la funzione renale. I suoi fitonutrienti stimolano gli enzimi disintossicanti che aiutano a prevenire i tumori della prostata, della mammella e del colon. E' ricco di fibra alimentare, vitamine B, B1, B5, B6 e folati.

Ingredienti:

- 1 tazza di cavolo cinese, tritato

- 1 cucchiaio di cipolla tritata

- 1 cucchiaio di aglio tritato

- 1 cucchiaio di olio d'oliva

- ¼ di tazza di gamberetti, sgusciati e puliti

Preparazione:

Soffriggere l'aglio a fuoco medio fino a quando si colora e la cipolla diventa trasparente. Aggiungere i gamberi, e cuocere fino a che assumono un colore rosa brillante. Versare il cavolo cinese. Cuocere fino a quando il cavolo prende un colore. Servire su un piatto e gustare.

Quantità per porzione:

Porzioni: 1 • Dimensione della Porzioni: 103 gr

calorie 146

Grasso totale 14.2g, 0mg Colesterolo

47mg di sodio, di potassio 225mg

Totale carboidrati 5.2g, zuccheri 1.3g

Proteine 1,7 g

Vitamina A 63% • Vitamina C 58% • Calcio 9% • Ferro 4%

4.   Faijta di pollo con peperoni gialli e rossi

Il peperone contiene elevate quantità di vitamine A e C ed è basso contenuto di potassio, per questo è particolarmente benefico per i reni. Inoltre aumenta l'appetito dei pazienti grazie alla sua capacità di stimolare la secrezione di saliva e succo gastrico.

Ingredienti:

- 200gr di striscioline di pollo

- 1 cucchiaio di cipolla tritata

- ¼ di tazza di peperone giallo, tritato

- ¼ di tazza di peperone rosso, tritato

- 2 cucchiaini di olio d'oliva

- 1 piadina per fajita

- 1 cucchiaio di panna acida

- ½ cucchiaino di paprika

Preparazione:

In una padella, a fuoco medio, soffriggere la cipolla in olio d'oliva fino che si ammorbidisce. Aggiungere le strisce di pollo e soffriggere fino a cottura, o per 2-3 minuti. Aggiungere i peperoni e far cuocere per un po'. Mescolare fino a quando i peperoni si sono un po' ammorbiditi. Condire con paprika, mescolare e togliere dal fuoco.

In una piccola ciotola a parte, trasferire il composto di pollo e incorporate la panna acida. Inserire in una piadina per fajita gustare!

Quantità per porzione:

Porzioni: 1 • Dimensione della Porzioni: 278 g

calorie 446

Grasso totale 18.3g, 187mg Colesterolo

266mg di sodio, di potassio 637mg

Totale carboidrati 4.2g, zuccheri 2.4g

Proteine 65.3g

Vitamina A 33% • Vitamina C 99% • Calcio 5% • Ferro 16%l

5.   Frullato di cetriolo, melone e mango

Il melone è ricco di antiossidanti e di vitamine A e C, che stimolano i globuli bianchi del sangue a contrastare l'indebolimento del sistema immunitario causato dalle malattie renali. Migliora anche l'anemia, controlla il diabete e allevia l'artrite.

Ingredienti:

- 1 tazza di melone tritato

- ½ tazza di cetriolo tritato

- ¾ tazza mango, tritato

- 1 tazza di yogurt magro

Preparazione:
Mettere tutti gli ingredienti in un frullatore. Frullare bene e trasferire in bicchieri freddi.

Quantità per porzione:

Ingredienti per: 2 • Dimensione della Porzioni: 277 gr

calorie 118

Grasso totale 1.7g, M7G Colesterolo

99 mg di sodio, di potassio 533mg

Totale carboidrati 15.9g, zuccheri 15.2g

Proteine 7.8g

Vitamina A 55% • Vitamina C 51% • Calcio 24% • Ferro 2%

6.   Zuppa di pollo e papaia

La papaia è un concentrato di varie sostanze nutrienti e e vitamine. E' ricca di antiossidanti, sostanze fitochimiche, vitamine A, C, complesso B e folati. E' a basso contenuto di sodio e ad alto contenuto di potassio, ed è ricca di enzimi digestivi.

Ingredienti:

- 2 tazze di papaia verde, tagliata a fette sottili

- 200gr di pollo macinato

- 4 tazze di brodo di pollo

- 1 cucchiaio di cipolla

- 1 cucchiaino di zenzero, tritato

Preparazione:

In una pentola, a fuoco medio, soffriggere la cipolla fino a che si colora. Mescolare lo zenzero ed il pollo macinato. Cuocere fino a quando lo zenzero è giallo scuro ed il pollo macinato è leggermente cotto, o per circa un minuto o due. Aggiungere il brodo di pollo e la papaia verde. Far bollire per 5 minuti o fino a quando papaia verde si è ammorbidita.

Quantità per porzione:

Porzioni: 6 • Dimensione della Porzioni: 242gr

calorie 110

Grasso totale 3,5 g, 30 mg di colesterolo

542mg di sodio, di potassio 309mg

Totale carboidrati 6,0 g, zuccheri 4.3g

Proteine 13.1g

Vitamina A 10% • Vitamina C 49% • Calcio 2% • Ferro 5%

7.   Frittelle di banana al forno

Una dieta ad alto contenuto di calcio, a basso contenuto di potassio e a basso contenuto di magnesio può portare alla formazione di calcoli renali. Le banane contengono pochissimo calcio e alti livelli di magnesio e potassio.

Ingredienti:

- 2 banane, tagliate a tre quarti

- 1 albume d'uovo

- 1/3 di tazza di pan grattato

- ¾ di tazza di miele

- Olio d'oliva per ungere

Preparazione:

Riscaldare il forno a 180 gradi

Unire il pangrattato, il miele e l'albume in una ciotola. Sbattere fino a quando il tutto è ben amalgamato e schiumoso. Immergere le fette di banane nella miscela. Posizionare le banane impanate su una teglia imburrata e cuocere per 10 minuti o fino a quando le banane sono brunite.

Quantità per porzione:

Porzioni: 3 • Dimensione della Porzioni: 102gr

calorie 123

Grasso totale 0.9g, 0mg Colesterolo

100mg di sodio, di potassio 323mg

Totale carboidrati 26,7 g, zuccheri 10.4g

Proteine 3.7g

Vitamina A 1% • Vitamina C 11% • Calcio 3% • Ferro 4%

8. Verdure miste con vinaigrette di sidro di mele

L'aceto di sidro di mele è conosciuto ed efficace per eliminare i calcoli renali a causa del suo elevato livello di acidità, che rompe i tessuti duri di cui sono formati i calcoli renali. Quindi, frantumandosi, i calcoli passano facilmente attraverso l'urina.

Ingredienti:

- 1/4 di tazza di aceto di mele

- ¼ di tazza di miele

- 1 tazza di olio d'oliva

- 4 tazze di lattuga romana

- ½ tazza di formaggio feta

Preparazione:

In una ciotola di medie dimensioni, unire l'aceto di sidro di mele, il miele e l'olio d'oliva. Mescolare, poi aggiungere tutti gli altri ingredienti.

Quantità per porzione:

Porzioni per: 4 • Dimensione della Porzioni: 143gr

calorie 492

Grasso totale 54.5g, 17mg Colesterolo

213mg di sodio, di potassio 100 mg

Totale carboidrati 2.6g, zuccheri 1.4g

Proteine 2.9g

Vitamina A 2% • Vitamina C 4% • Calcio 9% • Ferro 9%

9. Sorbetto al basilico, limone e cetriolo

Il succo di limone aumenta i livelli di acidità, di citrato e di potassio facendo aumentare la produzione di urina, senza far salire il contenuto di calcio, evitando così la formazione di cristalli di calcio che possono trasformarsi in calcoli renali.

Ingredienti:

- 4 foglie di basilico fresco

- ¼ di tazza di succo di limone

- 1 cetriolo tritato

- ½ tazza di miele

- 1 tazza di acqua

Preparazione:

Tritare il cetriolo in un frullatore. Inserire il basilico ed il succo di limone. Aggiungere mezzo bicchiere di acqua per creare una crema. Quindi aggiungere il miele ed ancora acqua. Lasciare amalgamare in freezer per 20 minuti o fino a quando la crema è semi-congelata. Dopo 25 minuti, frullare di nuovo fino a quando il ghiaccio è finissimo. Congelare di nuovo fino a che è pronto per essere consumato.

Quantità per porzione:

Ingredienti per: 2 • Dimensione della Porzioni: 269gr.

calorie 23

Grasso totale 0.2g, 0mg Colesterolo

7 mg di sodio, di potassio 222mg

Totale carboidrati 5.5g, zuccheri 2,5 g

Proteine 1,0g

Vitamina A 3% • Vitamina C 7% • Calcio 3% • Ferro 2%

10. Tarassaco con sandwich grigliato al formaggio

Il tarassaco contiene elevate Porzioni di ferro, zinco, magnesio, fosfato e vitamine A, C, D e B- Complex. La radice di tarassaco aiuta la funzioni del fegato e della cistifellea. Le sue foglie, inoltre, hanno un effetto diuretico mite che aiuta ad eliminare i prodotti di scarto.

Ingredienti:

- ½ tazza di mozzarella

- 1 cucchiaino di olio d'oliva

- 1 Cipolla

- 2 fette di pane integrale

- ¼ di tazza foglie di tarassaco, tritato

Preparazione:

In una padella, a fuoco medio, scaldare l'olio di oliva e mettere il panino sul piatto con sopra il formaggio. Disporvi in cima le cipolle e le foglie di tarassaco. Abbassare il fuoco e coprire il panino con la fetta superiore e lasciare sul fuoco fino a quando il formaggio si scioglie. Quando il pane è abbastanza abbrustolito, capovolgere il panino. Trasferire in un piatto e buon appetito!

Quantità per porzione:

Ingredienti per: 2 • Dimensione della Porzioni: 109gr

calorie 120

Grasso totale 3,2 g, 6mg Colesterolo

184mg di sodio, di potassio 150mg

Totale carboidrati 16.9g, zuccheri 3.9g

Proteine 6.2g

Vitamina A 1% • Vitamina C 6% • Calcio 5% • Ferro 4%

11. Zuppa di equiseto e pollo con foglie di cipolla

L'equiseto è molto ricco di silicone e contiene numerose vitamine e minerali quali il potassio, il manganese, il magnesio e molti altri minerali. Viene utilizzato come diuretico e come astringente. E' prescritto per il trattamento di disturbi ai reni e alla vescica.

Ingredienti:

- ¾ di tazza di germogli di equiseto tritati

- 3 tazze di brodo vegetale

- 200gr di pollo tagliato a piccoli pezzetti

- 1 cucchiaio di cipolla

- Un pizzico di pepe

- 1 cucchiaio di olio d'oliva

Preparazione:

Soffriggere la cipolla in olio d'oliva a fuoco medio. Aggiungere il pollo triturato, cuocere per un minuto o due. Versare il brodo vegetale e aggiungere i germogli equiseto. Abbassare il fuoco e far cuocere per 4-5 minuti o fino a quando i germogli sono teneri ma ancora consistenti.

Quantità per porzione:

Porzioni per: 4 • Dimensione della Porzioni: 236gr

calorie 135

Grasso totale 6,0 g, 39 mg di colesterolo

604mg di sodio, di potassio 253mg

Totale carboidrati 1.0g, sugars0.6 g

Protein18.2 g

Vitamina A 0% • Vitamina C 0% • Calcio 1% • Ferro 5%

12.   Pane pita con pollo, basilico, pomodoro e formaggio

Il basilico è disintossicante e diuretico e favorisce l'eliminazione dei calcoli renali. Riduce i livelli di acido urico nel sangue e purifica i reni. Esso contiene acido acetico e altri oli essenziali, che aiutano ad eliminare i calcoli. Le sue proprietà antinfiammatorie contribuisco anche a ridurre il dolore causato dai calcoli.

Ingredienti:

- 2 tasche di pane pita

- 1 pomodoro grande, tagliato a fette sottili

- 100 grammi di ritagli di pollo

- 1 cucchiaio di basilico fresco

- 80gr di formaggio feta a cubetti

- 1 cucchiaio di olio d'oliva

Preparazione:

Mescolare tutti gli ingredienti in una ciotola e riempire le tasche di pane pita. Tostare il pane e gustare!

Quantità per porzione:

Ingredienti per: 2 • Dimensione della Porzioni: 190 g

calorie 258

Grasso totale 17.2g, 74mg Colesterolo

482mg di sodio, di potassio 338mg

Totale carboidrati 5.2g, zuccheri 4.0g

Proteine 21.0g

Vitamina A 20% • Vitamina C 21% • Calcio 22% • Ferro 6%

13. Sandwich di insalata di pollo e uova

Il sedano aiuta a cancellare le tossine che formano i calcoli renali. Esso agisce anche come diuretico ed aiuta ad espellere i calcoli.

Ingredienti:

- ½ tazza di sedano tritato

- ½ tazza di avanzi di pollo, tagliato a pezzettini

- 1 foglia di lattuga romana, tagliata a metà

- ½ cucchiaio di cipolla tritata

- 1 uovo sodo

- 2 fette di pane di frumento

- 2 cucchiai di maionese

- Un pizzico di pepe

Preparazione:

Far bollire le uova per 8 minuti. Sbucciare le uova e schiacciarle appena sono fredde. In una piccola ciotola, unire il sedano, gli avanzi di pollo, la cipolla, le uova e la maionese. Mescolare fino ad amalgamarli bene. Mettere la lattuga romana sopra una fetta di pane. Stendere il pollo con il composto di uova sulla parte superiore della lattuga e coprire con un'altra fetta di sandwich.

Quantità per porzione:

Ingredienti per: 2 • Dimensione della Porzioni: 95 g

calorie 163

Grasso totale 8.1g, 86mg Colesterolo

288mg di sodio, di potassio 174mg

Totale carboidrati 16.3g, zuccheri 3.1g

Proteine 6.7g

Vitamina A 5% • Vitamina C 2% • Calcio 5% • Ferro 7%

14.   Riso integrale fritto con foglie di ortica

La foglia di ortica è un diuretico naturale che aiuta a mantenere il flusso d'acqua costante attraverso i reni e la vescica. Aumenta i benefici dell'acqua nella rimozione di calcoli renali.

Ingredienti:

- 1 tazza di foglie di ortica

- ½ tazza di manzo macinato

- 1 tazza di riso integrale, lascito a bagno durante la notte (rapporto 2: 1 di acqua e riso)

- 2 cucchiai di aglio

- 2 cipolle, tagliate a fette sottili

- 1 cucchiaio di polvere d'aglio

- 1 cucchiaio di olio d'oliva

Preparazione:

Far bollire le foglie di ortica e colarle. In una casseruola, a fuoco medio, soffriggere la cipolla e l'aglio nell'olio d'oliva. Cuocere fino a quando la cipolla è trasparente e l'aglio si è scurito. Aggiungere la carne macinata e cuocere per un minuto o due. Quindi aggiungere il riso integrale sgocciolato, le foglie di ortica e l'aglio in polvere. Versare 3 tazze di acqua. Abbassare il fuoco, coprire la padella con un coperchio e lasciar cuocere per 25 minuti. Servire caldo.

Quantità per porzione:

Ingredienti per: 2 • Dimensione della Porzioni: 123gr

calorie 375

Grasso totale 2.6g, 0mg Colesterolo

9 mg di sodio, di potassio 376mg

Totale carboidrati 79.3g, zuccheri 1.4g

Proteine 8,6 g

Vitamina A 3% • Vitamina C 10% • Calcio 6% • Ferro 12%

15.   Insalata di melograno

I melograni sono ricchi di sostanze fitochimiche che proteggono contro le malattie cardiache, hanno proprietà antinfiammatorie e anti-cancerogene. Sia i semi che il succo, aiutano a prevenire i calcoli renali. Riducono le tossine nel corpo e abbassano i livelli di acidità nelle urine.

Ingredienti:

- 2 tazze di lattuga romana

- 4 cucchiai di succo di melograno

- 4 cucchiai di olio extravergine d'oliva

- 2 cucchiai di aceto di vino

- I semi di mezzo melograno

- 1 cucchiaio di miele

Preparazione:

Frullare tutti gli ingredienti, tranne le verdure, in una ciotola. Versare il composto sulla lattuga romana. Trasferire in un piatto di portata e servire.

Quantità per porzione:

Ingredienti per: 2 • Dimensione della Porzioni: 224gr

calorie 303

Grasso totale 28.1g, 0mg Colesterolo

205mg di sodio, di potassio 158mg

Totale carboidrati 33.9g, sugars14.2 g

Proteine 0,3 g

Vitamina A0% • Vitamina C 8% • Calcio 0% • Ferro 9%

16.   Insalata con vinaigrette e gamberetti

Le verdure a foglia verde contengono una quantità elevata di magnesio. Il magnesio aiuta ad evitare che il calcio si combini con l'ossalato. Questo inibisce la formazione di cristalli, riducendo così il rischio di formazione di calcoli renali.

Ingredienti:

- 3 tazze di verdure miste

- 1/2 tazza di gamberetti, sgusciati e puliti

condimento:

- 10 foglie di basilico fresco tritato molto finemente

- 4 cucchiai di olio d'oliva

- 2 cucchiai di acqua calda

- 1 cucchiaio e mezzo di aceto di sidro di mele

- Un pizzico di pepe

Preparazione:

Sbucciare i gamberetti ed eliminare il budellino. Condire con pepe e cuocere poi al vapore finché prendono un colore brillante. In una ciotola di medie dimensioni, mescolare alle verdure e mettere da parte.

In una piccola ciotola, unire tutti gli ingredienti per il condimento. Versare sulle verdure miste insieme ai gamberi. Trasferire in un piatto e servire.

Quantità per porzione:

Porzioni: 3 • Dimensione della Porzioni: 214 g

calorie 279

Grasso totale 19.0g, 0mg Colesterolo

64mg di sodio, di potassio 313mg

carboidrati totali 23.9g, zuccheri 5,7 g

Proteine 5,3 g

Vitamina A 157% • Vitamina C 10% • Calcio 5% • Ferro 9%

17. Insalata di albicocca con crostini

Le albicocche contengono elevate quantità di potassio che contribuiscono a ridurre le probabilità di formazione di calcoli renali.

Ingredienti:

- 2 albicocche, snocciolate

- 1 testa media di lattuga romana

- 2 cucchiai di aceto di vino bianco

- ½ tazza di miele

- 1 cucchiaio di basilico fresco

- 1/4 tazza di olio vegetale

- ½ tazza Crostini

Preparazione:

In una piccola ciotola, unire l'aceto bianco di vino, il miele e l'olio vegetale. Mescolare e versare nella ciotola contenente la lattuga. Aggiungere le albicocche, il basilico e una manciata di crostini. Servire e buon appetito!

Quantità per porzione:

Ingredienti per: 2 • Dimensione della Porzioni: 221gr

calorie 73

Grasso totale 1.0g, 0mg Colesterolo

62mg di sodio, di potassio 343mg

carboidrati totali 14.4g, zuccheri 4,8 g

Proteine 2.1g

Vitamina A 15% • Vitamina C 2% • Calcio 2% • Ferro 27%

18.   Torta chiffon all'arancia

L'arancia aumenta la quantità di citrato nelle urine e favorisce la diminuzione dei livelli di calcio, riducendo la quantità di formazione di cristalli o di calcoli renali.

Ingredienti:

- 4 uova

- ½ tazza di miele

- 3⁄4 di tazza di farina

- 2 cucchiai di succo d'arancia

- 1⁄2 cucchiaino di estratto di arancia

Preparazione:

Riscaldare il forno a 180 gradi.

In una ciotola di medie dimensioni, sbattere le uova e aggiungere il miele. Unire il composto di uova e il miele nella farina e mescolate fino a quando l'impasto è liscio. Aggiungere il succo d'arancia e l'estratto di arancio. Versare in uno stampo da plumcake imburrato e cuocere per un'ora. Togliere la torta dalla tortiera capovolgendola. Raffreddare e servire.

19.   Macedonia dolce d'uva

L'uva è ricca di antiossidanti che proteggono il corpo contro lo stress ossidativo e neutralizzano l'azione ossidante dei radicali liberi nel corpo. È efficace per la pulizia di fegato e reni, ed elimina l'acido urico nelle urine.

Ingredienti:

- 1 tazza di uva nera, senza semi

- 1 tazza di uva bianca, senza semi

- 1 tazza di panna acida

- 1 tazza di crema di formaggio

- ½ tazza di latte condensato

- ½ tazza di miele

- 1 cucchiaino di estratto di vaniglia

Preparazione:

In una ciotola di medie dimensioni, versare tutti gli ingredienti e mescolare. Servire fresca e buon appetito!

Quantità per porzione:

Porzioni per: 4 • Dimensione della Porzioni: 201gr

calorie 482

Grasso totale 35.8g, 102mg Colesterolo

252mg di sodio, di potassio 383mg

Totale carboidrati 32.8g, zuccheri 28.6g

Proteine 9.5g

Vitamina A 26% • Vitamina C 6% • Calcio 23% • Ferro 5%

20.   Zuppa all'anguria

L'anguria è un diuretico composto per il 95% di acqua. E' utile a stanare i calcoli renali molto piccoli. E' anche una ricca fonte di potassio, un minerale che ha la capacità di sciogliere i calcoli renali permettendo ai residui di essere espulsi. L'anguria ha anche ad alto contenuto di licopene e di ossido di azoto, elementi importanti per mantenere i reni sani. I suoi semi neri sono utili per la pulizia dei reni ed aiutano a rimuovere i calcoli.

Ingredienti:

- 6 tazze di anguria, sbucciata e tagliata a dadini

- 90ml di succo di limone

- 3 cucchiai di miele

- 1 cucchiaio di menta fresca

- 90ml di vino bianco

- 2 cucchiai di zenzero, tritato

- 1 cucchiaino di coriandolo

Preparazione:

Mescolare il tutto e lavorare fino ad ottenere un composto omogeneo. Coprire e mettere in frigo per 4 ore. Servire in ciotole refrigerate.

Quantità per porzione:

Porzione per: 4 • Dimensione della Porzioni: 290gr

calorie 149

Grasso totale 0,5 g, 0mg Colesterolo

6mg di sodio, di potassio 351mg

Totale carboidrati 34.5g, zuccheri 27.6g

Proteine 1,8 g

Vitamina A 28% • Vitamina C 42% • Calcio 3% • Iron7%

21. Torta di mele

Le mele contengono citrato, un composto che inibisce lo sviluppo di carbonato e ossalato di calcio. Sono una buona fonte di fibre e vitamina C, essenziale per combattere le infezioni.

Ingredienti:

- 1 tazza e mezza di farina

- 1/2 tazza di miele

- ½ cucchiaino di bicarbonato di sodio

- ¼ di cucchiaino di cannella

- 3 uova sbattute

- ½ tazza di olio vegetale

- 1 cucchiaino di estratto di vaniglia

- 2 tazze di mele, tritate

- 1/4 di tazza di succo di mela

Preparazione:

Riscaldare il forno a 180 gradi

Per preparare la torta, unire la farina, il miele, le uova, il succo di mela, l'olio e la cannella in una grande ciotola.

Aggiungere la mela e mescolare bene. Versare in una tortiera imburrata e cuocere per 45 minuti. Raffreddare per 25 minuti. Stendere l'impasto in una teglia unta e infarinata. Cuocere in forno a 180 gradi per 45-50 minuti.

Quantità per porzione:

Porzioni: 5 • Dimensione della Porzioni: 143 g

calorie 398

Grasso totale 24.9g, 98mg Colesterolo

164mg di sodio, di potassio m139g

Totale carboidrati 36.5g, zuccheri 6.3g

Proteine 7.3g

Vitamina A 3% • Vitamina C 14% • Calcio 2% • Ferro 14%

22.   Frullato di melone, limone e miele di melata

I limoni sono ricchi di vitamina C, che combatte le infezioni e stimola il sistema immunitario. Sono ricchi di antiossidanti ed hanno proprietà antibiotiche ed anti-cancerogene. Inoltre contengono i Esso contiene flavonoidi che arrestano efficacemente la divisione delle cellule tumorali.

Ingredienti:

- 5 cubetti di ghiaccio

- ½ limone pelato

- 2 cucchiai di miele

- 2 tazze di melone tagliato a cubetti

- 1 foglia di menta

Preparazione:

Frullare tutti gli ingredienti in un frullatore, versare in un bicchiere alto e guarnire con le foglie di menta.

Quantità per porzione:

Porzioni: 1 • Dimensione della Porzioni: 354gr

calorie 234

Grasso totale 0.6g, 0mg Colesterolo

52mg di sodio, di potassio 855mg

Totale carboidrati 60.1g, zuccheri 59.0g

Protein2.8 g

Vitamina A 211% • Vitamina C 191% • Calcio 3% • Ferro 5%

23. Insalata mista condita con pompelmo e avocado

L'avocado è un'ottima fonte di potassio, ed aiuta a ridurre l'escrezione urinaria di calcio e riduce il rischio di formazione di calcoli renali.

Ingredienti:

- 4 tazze di verdure miste

- 1 tazza di pompelmo

- 1 avocado, pelato, snocciolato e affettato

- ½ tazza di olio d'oliva

Preparazione:

In un frullatore, unire il pompelmo, l'avocado e l'olio d'oliva. Mescolare bene e mettere da parte. Disporre le verdure miste in una ciotola e condire con il succo di pompelmo.

Quantità per porzione:

Porzioni: 5 • Dimensione della Porzioni: 253gr

calorie 364

Grasso totale 28.3g, 0mg Colesterolo

53mg di sodio, di potassio 505mg

carboidrati totali 26.2g, zuccheri 8,0 g

Proteine 5,2 g

Vitamina A 134% • Vitamina C 41% • Calcio 5% • Ferro 8%

24.   Frittata al cavolo

Il cavolo contiene alte quantità di vitamina C che migliora la resistenza del corpo alle infezioni e infiammazioni. E' in grado di aiutare a prevenire la stipsi, una complicanza comune tra i pazienti con malattie renali. Il cavolo è a basso contenuto di sodio e ciò impedisce la ritenzione idrica e facilita il passaggio di calcoli renali attraverso l'escrezione di urina.

Ingredienti:

- ¼ di tazza di cavolo

- ¼ di tazza di formaggio Cheddar, triturato

- 1 cucchiaio di latte

- 1 cucchiaio di cipolla

- 2 uova

- 1 cucchiaio di olio d'oliva

Preparazione:

Sbattere l'uovo con una frusta fino a che è liscio, versare lentamente il latte e frustare di nuovo. Aggiungere tutti gli altri ingredienti.

In una padella antiaderente, a fuoco medio, scaldare l'olio e versare lentamente il composto di uova, distribuito in modo uniforme. Cuocere fino a quando l'uovo si solidifica, o per circa 1-2 minuti. Piegare delicatamente la frittata a metà. Servire su un piatto di portata.

Quantità per porzione

Porzioni: 1 • Dimensione della Porzioni: 174gr

calorie 376

Grasso totale 32.5g, 358mg Colesterolo

309mg di sodio, di potassio 199mg

Totale carboidrati 3.7g, zuccheri 2,5 g

Proteine 8.9g

Vitamina A 15% • Vitamina C 12% • Calcio 28% • Ferro 11%

25.   Cavolfiore saltato in padella

Il cavolfiore è una buona fonte di vitamine C e K, che aiutano a rinforzare le ossa e a mantenere sana la struttura scheletrica. Ha proprietà antinfiammatorie, antiossidanti, favorisce la calcificazione ed è anticoagulante. Inoltre il cavolfiore è anche un disintossicante che contribuisce a sostenere il corretto assorbimento di valori nutritivi, e favorisce il corretto assorbimento dei valori nutritivi e la rimozione delle tossine dal corpo.

Ingredienti:

- 2 tazze di cavolfiore

- 150gr di pollo allevato ruspante

- 1 cucchiaio di cipolla

- 1 cucchiaio di carota

- ½ cucchiaino di cardamomo

- Un pizzico di pepe

- 1 cucchiaio di olio d'oliva

Preparazione:

A fuoco medio, scaldare l'olio d'oliva e soffriggere la cipolla fino a che è lucida e soffriggere l'aglio fino a che si scurisce. Aggiungere il pollo macinato, mescolare e far cuocere fino a che assume un colore dorato. Aggiungere le carote e cuocere finché sono tenere. Aggiungere il cavolfiore ed il cardamomo. Spegnere il fuoco e mescolare delicatamente, friggere il cavolfiore a fuoco molto basso per preservare i valori nutritivi.

Quantità per porzione:

Porzioni: 1 • Dimensione della Porzioni: 368gr

calorie 275

Grasso totale 5,6 g, 110mg Colesterolo

151mg di sodio, di potassio 1289mg

Totale carboidrati 13.1g, sugars5.6 g

Proteine 50.5g

Vitamina A 24% • Vitamina C 157% • Calcio 6% • Ferro 16%

26.   Zuppa di cipolle con rametti di prezzemolo

La cipolla è un potente cibo/medicinale domestico, efficace per sciogliere i calcoli renali. Ha proprietà antisettiche, diuretiche ed antinfiammatorie. Pulisce anche il corpo dalla tossicità e previene le infezioni urinarie.

Ingredienti:

- 1 cipolla intera

- 1 tazza di pollo tagliato a pezzettini

- 1 cucchiaio di foglie di prezzemolo

- 1 tazza di cipolla verde, tritata

- 1 pizzico di pepe

- 1 uovo

Preparazione:

Bollire la cipolla intera in un litro di acqua. Aggiungere il pollo e cuocere per 5-7 minuti fino a quando il pollo è completamente cotto. Aggiungere la cipolla verde, il prezzemolo, il pepe e l'uovo. Mescolare delicatamente e togliere dal fuoco.

Quantità per porzione:

Porzioni: 1 • Dimensione della Porzioni: 398gr

calorie 352

Grasso totale 9.0g, 271mg Colesterolo

172mg di sodio, di potassio 782mg

Totale carboidrati 18.4g, zuccheri 7.4g

Proteine 49.3g

Vitamina A 31% • Vitamina C 53% • Calcio 15% • Ferro 23%

27. Quesadilla di pollo con salsa aioli all'aglio

L'aglio è considerato un antibiotico naturale e può essere usato per trattare un'ampia varietà di infezioni. Aiuta ad eliminare le tossine dal corpo, migliora la circolazione sanguigna e purifica il sangue, il che è molto importante per i pazienti affetti da malattie renali.

Ingredienti:

- 3 agli interi medi

- 1 cucchiaio di olio extravergine d'oliva

- 1 pizzico di basilico in polvere

- 1 tazza di maionese

- ¼ di tazza di succo di limone

- 2 cucchiai di mozzarella a pezzettini

- ½ cucchiaio di senape

- 1 pizzico di peperoncino di Cayenna

- 1 pizzico di prezzemolo

- 1 cucchiaio di olio d'oliva

- 2 tortillas di grano

Preparazione:

Riscaldare il forno a 210 gradi.

Per arrostire l'aglio, prendere un aglio intero e tagliarne l'estremità superiore per esporne gli spicchi. Avvolgere in un foglio di alluminio con un filo d'olio d'oliva e cospargere di basilico e pepe. Cuocere per 35 a 45 minuti. Togliere dall'involucro e raffreddare. Spremere la polpa per rimuoverla dalle bucce.

In un frullatore, unire l'aglio arrostito, il succo di limone, la maionese, senape ed il pepe di Cayenna. Frullare fino che gli ingredienti sono ben amalgamati. Raffreddare. Guarnire con il prezzemolo.

Disporre su una tortilla uno strato di mozzarella, aggiungere la salsa aioli all'aglio. Coprire con l'altra tortilla. Scaldare al microonde per un minuto. Servire caldo!

Quantità per porzione:

Porzioni: 3 • Dimensione della Porzioni: 172gr

calorie 413

Grasso totale 34.9g, 30 mg di colesterolo

674mg di sodio, di potassio 47mg

carboidrati totali 20.5g, zuccheri 5,6 g

Proteine 6.7g

Vitamina A4% • Vitamina C 16% • Calcio 4% • Ferro 2%

28.   Pollo con insalata alle ciliegie

Le ciliegie sono ricche di potassio, antiossidanti e antociani, sostanze chimiche che impediscono la formazione di acido urico in cristalli. Il potassio della ciliegia rende le urine maggiormente alcaline.

Ingredienti:

- 1 lattuga romana media

- 1 tazza di pollo tagliato a pezzettini

- ¾ di tazza di ciliegie

- ½ tazza di senape

- 1 tazza di maionese

- 1 cucchiaio di miele

Preparazione:

Per preparare il condimento unire in una ciotola di medie dimensioni la senape, la maionese ed il miele.

In una ciotola, versare la lattuga, il pollo e le ciliegie. Versarvi sopra il condimento e servire.

Quantità per porzione:

Porzioni: 3 • Dimensione della Porzioni: 266gr

calorie 536

Grasso totale 35.4g, 56mg Colesterolo

594mg di sodio, di potassio 430mg

Totale carboidrati 37.0g, zuccheri 13.6g

Proteine 21.3g

Vitamina A 4% • Vitamina C 16% • Calcio 16% • Ferro 34%

29. Torta ai mirtilli e all'arancia

I mirtilli sono noti per prevenire l'infezione del tratto urinario, sono quindi utili per prevenire la formazione di calcoli di struvite. Questo tipo di calcoli sono composti da ammonio, fosfato e magnesio, e si formano solo in presenza di infezioni del tratto urinario. Il succo di mirtillo contiene polifenoli che hanno proprietà antivirali e antibatteriche. Inoltre ha anche una proprietà antiossidante, che protegge contro l'invecchiamento. Dal momento che contiene alti livelli di acidità, impedisce ai i batteri di attaccarsi alle pareti renali. Il mirtillo è anche ricco di vitamina C che rafforza il sistema immunitario.

Ingredienti:

- 1 tazza mirtilli

- 1 cucchiaio di scorza d'arancia grattugiata

- ¼ di tazza di succo d'arancia

- 2 tazze di farina

- 1 tazza e mezza di olio d'oliva

- ½ tazza di miele

- 4 uova

- 2 cucchiai di acqua

- 1 cucchiaino di estratto di vaniglia

- 1 cucchiaino di cannella

Preparazione:

Riscaldare il forno a 180 gradi

In una terrina, unire i mirtilli, il succo d'arancia, la scorza d'arancia, la cannella, l'estratto di vaniglia, il miele e l'olio d'oliva e frullare con un frullatore fino ad avere un impasto liscio e cremoso. Aggiungere la farina ed un uovo ed amalgamare. Continuare ad aggiungere la farina e un uovo alla volta fino ad ottenere un composto omogeneo. Versare in una teglia rettangolare imburrata. Cuocere in forno per 50-60 minuti

Quantità per porzione:

Porzioni: 12 • Porzione: 85gr

calorie 333

Grasso totale 27.4g, 123mg Colesterolo

204mg di sodio, di potassio 78mg

Totale carboidrati 17.7g, zuccheri 1,0 g

Proteine 4,3g

Vitamina A 18% • Vitamina C 12% • Calcio 2% • Ferro 8%

30. Frullato cocco e ananas

Il cocco contiene alte quantità di potassio che favorisce lo scioglimento dei calcoli renali. Svolge inoltre un ruolo chiave nel rendere alcaline le urine impedendo così la formazione di calcoli renali.

Ingredienti:

- 1 tazze di latte di cocco

- 1 tazza di ananas, tritato

- 3 tazze di cocco polpa, tagliato a pezzetti

- 6 cubetti di ghiaccio

Preparazione:

Versare tutti gli ingredienti in un frullatore, frullare bene e servire!

Quantità per porzione:

Porzioni: 6 • Dimensione della Porzioni: 108gr

calorie 247

Grasso totale 22,9 g, 0mg Colesterolo

14mg di sodio, di potassio 278mg

Totale carboidrati 11.9g, zuccheri 6.5g

Proteine 2,4 g

31.   Risotto all'orzo perlato

L'orzo previene la formazione di calcoli renali. purifica il rene dalle scorie tossiche e le espelle dal nostro corpo attraverso l'urina. L'orzo è ricco di fibra alimentare ed è utile per ridurre l'escrezione di calcio nelle urine.

Ingredienti:

- 1 tazza e mezza d'orzo, lasciato a bagno durante la notte (rapporto acqua/orzo 1: 2)

- 1 cucchiaio d'aglio

- 3 tazze di brodo di pollo

- 2 cucchiai di cipolla

- 2 cucchiaini d'olio d'oliva

- 2 cucchiai di parmigiano grattugiato

- ½ tazza di pollo tagliato a pezzettini

- ½ tazza di carote tritate

- ½ tazza di mais

Preparazione:

A fuoco medio, soffriggere la cipolla in olio d'oliva. Versare in padella il pollo, le carote, il mais ed il brodo di pollo. Portare ad ebollizione. Aggiungere l'aglio quindi aggiungere l'orzo. Abbassare la fiamma e lasciar cuocere per 45-50 minuti o fino a quando l'orzo è completamente cotto. Cospargere di parmigiano, guarnire con prezzemolo, versare in un piatto e servire caldo.

Quantità per porzione:

Porzioni: 5 • Dimensione della Porzioni: 236gr

calorie 236

Grasso totale 3.2g, 4 mg di colesterolo

484mg di sodio, di potassio 342mg

Totale carboidrati 46.0g, zuccheri 2.1g

Proteine 8.0g

Vitamina A 38% • Vitamina C 4% • Calcio 4% • Ferro 14%

32. Crema di fagioli rossi

I fagioli rossi sono una fonte eccellente di folati, fibre alimentari, rame e molibdeno. I fagioli rossi sono inoltre una buona fonte di manganese, fosforo, proteine, vitamina B1, ferro e potassio. Favoriscono una normale minzione ed aumentano la quantità di urina. Favoriscono il trattamento di infezioni delle vie urinarie.

Ingredienti:

- 1 cucchiaio di olio d'oliva

- 2 cucchiai di aglio, tritato

- 2 cucchiai di cipolla a cubetti

- 2 lattine di fagioli rossi (450gr)

- 1 cucchiaino di polvere d'aglio

- ¼ di cucchiaino di pepe nero macinato

- ½ tazza di peperone verde, tritato

- 2 tazze e mezza di pollo macinato

- 1 cucchiaio di coriandolo

Preparazione:

Scaldare l'olio d'oliva a fuoco medio-alto in una grande casseruola, soffriggere aglio e cipolla finché sono teneri. Aggiungere i fagioli, l'aglio in polvere, il peperone ed il pepe. Versare il brodo di pollo. Abbassare il fuoco e far bollire a fuoco lento da 1 ora e mezza a 2 ore, o fino a che i fagioli sono teneri e la consistenza liscia e cremosa.

Quantità per porzione:

Porzioni: 8 • Dimensione della Porzioni: 202gr

calorie 408

Grasso totale 3.2g, 0mg Colesterolo

253mg di sodio, di potassio 1575mg

Totale carboidrati 71.3g, zuccheri 3.1g

Proteine 26.1g

Vitamina A 4% • Vitamina C 22% • Calcio 10% • Ferro 43%

33. Frullato di uva ursina

L'uva ursina è chiamata comunemente la bacca degli orsi, perché gli orsi amano mangiare i frutti di questa pianta pianta. Viene ampiamente utilizzata per il trattamento di calcoli renali e altre patologie della vescica. Essa contiene un composto naturale, l'arbutina, che ha un effetto diuretico e favorisce il bisogno di urinare. Passando attraverso il rene, purifica gli organismi nocivi. La sua proprietà astringente riduce l'irritazione e favorisce l'escrezione di rifiuti tossici. La sua proprietà anti-litica difende il rene dalla formazione di cristalli.

Ingredienti:

- ½ cucchiaino di foglie di uva ursina

- 1 banana

- ½ tazza di miele

- 1 cucchiaino di estratto di vaniglia

- 1 tazza di yogurt normale

Preparazione:

Immergere le foglie di uva ursina in 1 tazza di acqua per 20 minuti. Raffreddare.

Versare in un frullatore e aggiungere gli altri ingredienti. Frullare bene, servire freddo.

Quantità per porzione:

Ingredienti per: 2 • Dimensione della Porzioni: 182gr

calorie 140

Grasso totale 1.7g, 7 mg di colesterolo

86mg di sodio, di potassio 498mg

Totale carboidrati 22.1g, zuccheri 15.8g

Protein7.6 g

Vitamina A 2% • Vitamina C 10% • Calcio 23% • Ferro 1%

34.   Uva bianca e uva nera

L'uva contiene elevate quantità di vitamina B6, K, C, tiamina e il resveratrolo, che ha proprietà anti-invecchiamento, anti-cancro, proprietà anti-virali e antinfiammatorie. Contiene anche antociani, che riducono il rischio di malattie cardiache.

Ingredienti:

- ¾ di di tazza nera e uva bianca

- 1/3 di tazza di aceto di vino bianco

- 1 cucchiaio di origano fresco

- 1 cucchiaino di aglio schiacciato

- 1 tazza di olio d'oliva

Preparazione:

Unire tutti gli ingredienti fino ad ottenere un composto liscio. Raffreddare in frigorifero.

Versare il condimento su verdure miste.

Quantità per porzione:

Porzioni: 3 • Dimensione della Porzioni: 124gr

calorie 603

Grasso totale 67.4g, 0mg Colesterolo

2mg di sodio, di potassio 92mg

Totale carboidrati 5.5g, zuccheri 3.9g

Proteine 0.4 g

Vitamina A 3% • Vitamina C 3% • Calcio 3% • Ferro 5%

35. Zuppa fredda di prugne

Le prugne contengono elevate quantità di vitamina C e fitonutrienti che sono noti per combattere il diabete, l'artrite, le malattie cardiache e cognitive. Sono un efficace lassativo grazie al contenuto di sorbitolo, di acido isatina e di fibra.

Ingredienti:

- 10 Prugne, dimezzato e snocciolate

- ½ tazza di acqua

- ½ tazza di miele

- 1 cucchiaio di limone basilico gelato

Preparazione:

In una pentola, a fuoco basso, far cuocere le prugne in acqua e aggiungere il miele. Cuocere finché si ammorbidiscono e rilasciano il loro succo. Togliere dal fuoco. Setacciare le prugne, raffreddare e servire fresco con basilico limone e gelato.

Quantità per porzione:

Porzioni: 3 • Dimensione della Porzioni: 261gr

calorie 71

Grasso totale 0.4g, 0mg Colesterolo

1 mg di sodio, di potassio 229mg

Totale carbohydrates17.9 g, zuccheri 15.7g

Proteine 1,0g

Vitamina A 11% • Vitamina C 22% • Calcio 0% • Ferro 2%

36.   Pasta al pesto e prezzemolo

Il prezzemolo è noto per la sua proprietà di pulire i reni grazie ai suoi due potenti ingredienti, la miristicina e l'apiolo, che hanno grandi proprietà diuretiche.

Ingredienti:

- 1 tazza di foglie di prezzemolo

- 2 cucchiai di aglio, tritato finemente

- ½ cucchiaino di polvere d'aglio

- 1 tazza di parmigiano grattugiato

- 3/4 di tazza di olio d'oliva

- 100 grammi di pasta

Preparazione:

Cuocere la pasta secondo le istruzioni del pacchetto. In un frullatore versare tutti gli ingredienti e mescolare bene fino a quando la consistenza è liscia. Servire con la pasta e buon appetito!

<u>Quantità per porzione:</u>

Ingredienti per: 2 • Dimensione della Porzioni: 170gr

calorie 818

Grasso totale 77,0 g, 37mg Colesterolo

m31g di sodio, di potassio 297mg

Totale carbohydrates32.6 g, 0,5 g di zuccheri

Protein7.2 g

Vitamina A 51% • Vitamina C 71% • Calcio 6% • Ferro 21%

37. Banana fritta croccante

La banana è considerata come uno dei migliori rimedi naturali contro i calcoli renali. Le foglie di banano si sono dimostrate essere efficaci a sciogliere i calcoli renali. Anche il gambo del banano si ritiene sia efficace ad eliminare i calcoli renali che si sono formati nel tratto urinario. Questo è il motivo per cui la medicina tradizionale ne fa uso per il trattamento delle urine opache o con sangue, la prostatite ed calcoli renali.

Ingredienti:

- 3 tazze banane mature, tagliate a fette sottili

- 3 cucchiai di farina

- ¼ di tazza di olio d'oliva

Preparazione:

In una padella, a fuoco medio, scaldare l'olio d'oliva e friggere la farina e friggere le banane fino a che sono dorate.

Rimuovere l'olio in eccesso mettendo le banane su un piatto foderato con un tovagliolo prima di trasferire in un piatto di portata. Godetevi le frittelle caldo e croccante.

Quantità per porzione:

Ingredienti per: 2 • Dimensione della Porzioni: 261gr

calorie 530

Grasso totale 26.1g, 0mg Colesterolo

9 mg di sodio, di potassio 1120mg

carboidrati totali 79.7g, zuccheri 33,3 g

Proteine 4.1g

Vitamina A 50% • Vitamina C 68% • Calcio 1% • Ferro 10%

38. Sandwich al pollo e rosmarino

Il rosmarino, se consumato regolarmente, aumenta il flusso di urina riducendo così la possibilità della formazione di calcoli renali. Agisce principalmente inibendo l'attività dell'urea, che contribuisce alla formazione dei calcoli.

Ingredienti:

- 1/2 tazza di pollo, tagliato a pezzetti

- 1 cucchiaio di cipolle tritate

- 1 cucchiaio di yogurt magro

- 1 cucchiaio di maionese

- 1/2 cucchiaino di rosmarino

- 1/2 cucchiaino di senape di Digione

- 1 pizzico di sale

- 1 pizzico di pepe

- 2 fette di pane di frumento

Preparazione:

In una piccola ciotola, unire tutti gli ingredienti. Mescolare bene. Distribuire generosamente su una fetta di pane di grano. Coprire con un'altra fetta di pane e buon appetito!

Quantità per porzione:

Porzioni: 1 • Dimensione della Porzioni: 170gr

calorie 321

Grasso totale 9.3g, 59mg Colesterolo

744mg di sodio, di potassio 334mg

Totale carboidrati 29,3 g, zuccheri 5,6 g

Proteine 28.8g

Vitamina A 2% • Vitamina C 2% • Calcium11% • Ferro 13%

39.   Insalata di feta ed anguria

Il consumo regolare di anguria purifica i reni. Grazie alle sue proprietà diuretiche aumenta il volume di urina con conseguente prevenzione di calcoli renali. Questo frutto è anche ricco di potassio, che favorisce lo scioglimento di calcoli renali, allevia il dolore associato con il passaggio dei calcoli e aiuta il corpo ad eliminarli.

Ingredienti:

- 2 tazze di anguria tagliata a dadini

- 3 tazze di verdure miste

- 3/4 di tazza di rucola

- 3/4 di tazza di formaggio feta a cubetti

- 3 cucchiai di aceto balsamico

- 1/4 tazza di olio d'oliva

Preparazione:

Mettere tutti gli ingredienti in una ciotola di insalata. Mescolare, servire e buon appetito!

Quantità per porzione:

Porzioni: 3 • Dimensione della Porzioni: 359gr

calorie 396

Grasso totale 25.2g, 33mg Colesterolo

486mg di sodio, di potassio 473mg

Totale carboidrati 33.3g, zuccheri 13.6g

Proteine 11,3 g

Vitamina A 173% • Vitamina C 25% • Calcio 25% • Ferro 12%

40.   Crema dolce alla banana

Le banane sono molto ricche di magnesio e potassio, elementi che aiutano a prevenire la formazione di calcoli renali. Il magnesio si combina facilmente con gli ossalati presenti negli alimenti che inibiscono la crescita di un certo tipo di calcoli renali, i cristalli di ossalato di calcio. Inoltre, il potassio equilibra l'acidità dell'urina impedendo così la formazione di cristalli di ossalato di calcio.

Ingredienti:

- 6 banane mature da cuocere, tagliate a metà in lunghezza

- ¼ tazza di miele

- 1/4 tazza di latte condensato zuccherato

- 1 pizzico di polvere di cannella

- 1 tazza di olio vegetale

Preparazione:

In una padella, a fuoco basso, friggere le banane in olio vegetale. Una volta che hanno preso un colore dorato versare il miele sulle banane fino a coprirle completamente. Una volta che il colore diventa brunito e scuro, togliere dal fuoco, trasferire in un piatto di portata e versarvi sopra il latte condensato zuccherato. Cospargere di cannella.

Quantità per porzione:

Serve: 5 • Dimensione della Porzioni: 247gr

calorie 363

Grasso totale 2.1g, 5mg Colesterolo

29mg di sodio, di potassio 1138mg

Totale carboidrati 90.8g, zuccheri 54.5g

Protein4.0 g

Vitamina A 49% • Vitamina C 67% • Calcio 5% • Iron8%

41.   Pizza vegetariana

Gli asparagi aumentano la produzione di urina ed sono efficaci per la prevenzione dei calcoli renali e della vescica. Contengono elevate quantità di vitamine C, E, B6, fibra alimentare e acido folico.

Ingredienti:

- 1 tazza di asparagi, tagliati a pezzetti

- 1/2 tazza di peperone

- ½ tazza di senape di Digione

Impasto per pizza:

- 1 tazza di farina

- 1 cucchiaio di lievito

- 2 cucchiai di miele

- 2 cucchiai di olio d'oliva

- ½ tazza di acqua calda

cipolle caramellate:

- 5 cucchiai di olio d'oliva

- 450g di cipolle bianche tagliate a fette sottili

- 2 cucchiai di miele

Preparazione:

Per caramellare le cipolle, rosolarle in olio d'oliva. Cuocere fino a quando la cipolla è morbida o per circa 20 minuti. Aggiungere il miele e mescolare. Raschiare i pezzetti rosolato dalla padella per evitare che prendano un gusto di bruciato. Togliere dal fuoco.

Riscaldare il forno a 250 gradi

Per preparare l'impasto della pizza, unire metà della farina, il lievito e il miele. Aggiungere acqua calda e olio d'oliva. Amalgamare fino ad ottenere una consistenza liscia. Cominciare ad impastare la pasta su una superficie infarinata, aggiungendo a poco a poco la farina fino a quando l'impasto non si attacca più alle mani. Impastare fino ad ottenere un impasto liscio ed elastico. Ungere una terrina. Mettere l'impasto nella ciotola. Mettere da parte in un posto caldo per far lievitare per 25 minuti. Dopo la lievitazione, posizionare l'impasto su una teglia foderata con carta da forno. Stendere la pasta a forma di cerchio.

Stendere la senape di Digione sulla crosta ancora cruda. Disporre uno strato con le cipolle caramellate. Guarnire con peperone ed asparagi. Cuocere in forno per 15 minuti e gustare.

Quantità per porzione:

Porzioni: 5 • Dimensione della Porzioni: 368gr

calorie 396

Totale grassi19.8 g, 18mg Colesterolo

346mg di sodio, di potassio 521mg

carboidrati totali 51,0 g, zuccheri17.7s

Proteine 7.9g

Vitamina A 15% • Vitamina C 49% • Calcio 8% • Ferro17%

42.   Macedonia di frutta con yogurt allo zenzero

Lo zenzero ha proprietà antinfiammatorie, anti-batteriche, anti-virali e anti-parassitarie. Previene i calcoli renali sciogliendoli. È anche un diuretico naturale che aiuta ad eliminare le infiammazioni da calcoli renali ed altri rifiuti tossici del corpo.

Ingredienti:

- 1 tazza di ananas a fette

- 3 arance senza semi, sbucciate e tagliate a cubetti

- 1/2 tazza di mirtilli secchi

- 2 cucchiai di miele

- 1/4 di cucchiaino di cannella

- 450gr yogurt greco

- 2/3 di tazza di zenzero in polvere

- ¾ tazza di miele

- ½ tazza di cracker sbriciolati

Preparazione:

Unire l'ananas, le arance, i mirtilli secchi, il miele e la cannella. Coprire con un pellicola trasparente e conservare in frigorifero per un'ora. Mescolare lo yogurt e lo zenzero in una ciotola. Cospargere di briciole di cracker. Gustare!

Quantità per porzione:

Porzioni: 5 • Dimensione della Porzioni: 276gr

calorie 214

Grasso totale 2.9g, 5mg Colesterolo

106mg di sodio, di potassio 421mg

Totale carboidrati 37.4g, zuccheri 26.4g

Proteine 11.1g

Vitamina A 6% • Vitamina C 130% • Calcio 15% • Ferro 5%

43.   Crema di maccheroni e pollo

Il sedano è un diuretico efficace che aiuta ad eliminare le tossine e le scorie che si sono depositati nel rene e nelle vie urinarie. Questa caratteristica rende il sedano efficace per lo smaltimento dei calcoli renali. È anche ricco di vitamina C, che agisce come antiossidante.

Ingredienti:

- 1 tazza di pollo tagliato a pezzetti

- 200gr di maccheroni cotti

- 1 lattina di latte condensato non zuccherato

- ½ tazza di carote a dadini

- ½ tazza di sedano tagliato a dadini,

- 5 tazze di brodo di pollo

- 1 cucchiaio di cipolla

- 1 cucchiaio di olio d'oliva

Preparazione:

A fuoco medio, soffriggere la cipolla in olio d'oliva fino a che è dorata. Aggiungere il pollo, il brodo di pollo, il latte condensato ed i maccheroni. Fate bollire a fuoco basso per 10 minuti. Scaldare le verdure per 2 minuti o fino a quando sono tenere. Togliere dal fuoco e servire caldo.

Quantità per porzione:

Porzioni: 7 • dimensione di servizio: 291gr

calorie 256

Grasso totale 8.0g, 31mg Colesterolo

627mg di sodio, di potassio 454mg

Totale carboidrati 28.4g, zuccheri 7.1g

Proteine 16.7g

ALTRI TITOLI DELLO STESSO AUTORE

70 ricette efficaci per prevenire e risolvere i vostri problemi di sovrappeso: bruciate velocemente le calorie con una dieta appropriata ed una alimentazione intelligente

di

Joe Correa CSN

48 ricette per risolvere i problemi di acne: un modo veloce e naturale per porre fine ai vostri problemi di acne in meno di 10 giorni!

di

Joe Correa CSN

41 ricette per prevenire l'Alzheimer: riducete o eliminate il vostro stato di Alzheimer in 30 giorni o meno!

di

Joe Correa CSN

70 ricette efficaci contro il cancro al seno: per prevenire e combattere il cancro al seno con una alimentazione intelligente e cibi efficaci.

di

Joe Correa CSN

www.ingramcontent.com/pod-product-compliance
Lightning Source LLC
Chambersburg PA
CBHW051034030426
42336CB00015B/2861